Rudolf Kring

Gesund und fit durch natürliche Ernährung

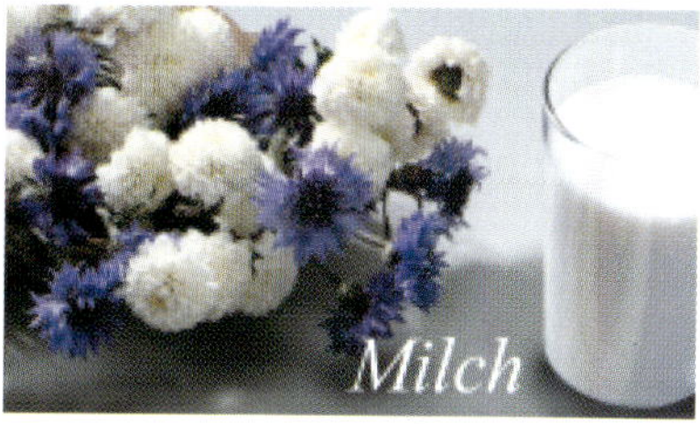

Edition *Gesund & fit*
herausgegeben von Dr. Luis Zagler

ERF Verlag

Bisher sind in dieser Edition erschienen:

Bd. 1: ... Grundsätzliches (Bestell-Nr. 31.275.099)
Bd. 2: ... Getreide (Bestell-Nr. 31.275.100)
Bd. 3: ... Obst (Bestell-Nr. 31.275.101)
Bd. 4: ... Gemüse (Bestell-Nr. 31.275.102)
Bd. 5: ... Fleisch (Bestell-Nr. 31.275.103)
Bd. 6: ... Milch (Bestell-Nr. 31.275.135)

Bd. 7: ... Honig (Bestell-Nr. 31.275.141)
in Vorbereitung

Bildnachweis:
Umschlag: Photo Disc
Innenbilder: Photo Disc

Die Deutsche Bibliothek - CIP-Einheitsaufnahme

Kring, Rudolf:
Gesund und fit durch natürliche Ernährung - Milch / Rudolf Kring.
Wetzlar: ERF Verlag, 2001
(ERF Verlag; 31.275.135 : Edition gesund und fit ; Bd. 6)
ISBN 3-89562-511-6

Gesamtherstellung:
ERF Verlag Südtirol
Edition Gesund und fit 31.275.135

Umschlaggestaltung: ERF Studio Südtirol
Lektorat: Viola Oberrauch
Text- und Bildbearbeitung: Markus Ostermann

Druck:
Union - Druckerei, I-39012 Meran
Printed in Italy 2001

Inhalt

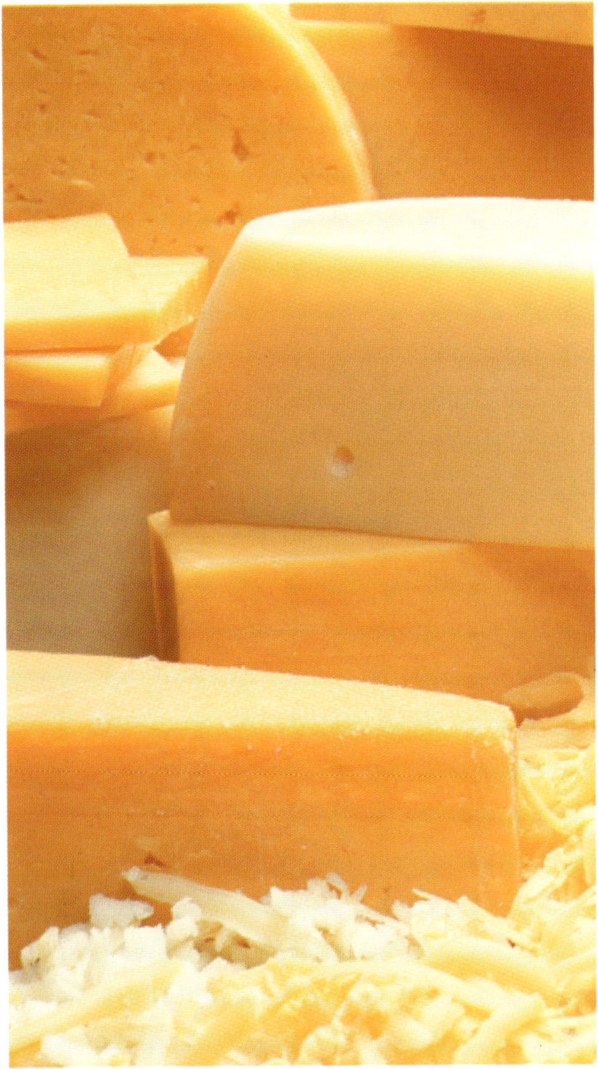

Milch galt schon 4000 bis 6000 Jahre vor Christus als ein sehr begehrtes Lebensmittel. Das wissen wir aus den geschichtlichen Forschungen über die Sumerer, Babylonier und Ägypter. All diese Völker früherer Hochkulturen kannten Milch wie auch bereits verschiedene Milchprodukte als Lebensmittel. In Ur in Chaldäa, der Heimatstadt Abrahams, fand man z. B. auf einem Tempelfries Abbildungen von Menschen, die Tiere melken und Käse herstellen.

Verwendet wurde in der Regel die Milch von Kühen, Ziegen oder Schafen. Bei einigen Völkern waren es aber auch Pferde, Esel, Kamele oder Lamas, von denen die Milch gewonnen wurde. Auch im Alten Testament ist bereits früh von Milch die Rede. Wir alle kennen den Ausspruch aus dem 2. Buch Mose, Kap. 3, Vers 8 + 17 vom „Land, in dem Milch und Honig fließt". Diese Aussage finden wir mehrmals in der Heiligen Schrift. Interessant ist auch die Stelle im Buch des Propheten Jesaja, Kap. 7, Vers 14 + 15, in der der Prophet vom kommenden Messias spricht, der aus dem Lande der Verheißung kommen wird, in dem Milch und Honig fließt. Wörtlich heißt es hier: „Siehe, die Jungfrau wird schwanger werden und einen Sohn gebären und wird seinen Namen Immanuel - das heißt ‘Gott mit uns’ - nennen. Rahm und Honig wird er essen.“

Griechen, Römer und Juden setzten später die Tradition der Milchgewinnung und Milchverarbeitung fort. Milch und Milchfett wurde allerdings nicht nur als ein begehrtes Nahrungsmittel verwendet. Man verwendete sie ebenso in der Kosmetik zur Pflege der Haut. Butterfett galt als besonderes Hautpflegemittel. Molke bzw. Milch wurde bei den reichen Töchtern der Pharaonen zur Reinigung zarter Haut angewandt. Weltberühmtheit erlangten Kleopatras Milchbäder. Ihre außerordentlich gepflegte Haut wird u. a. auf diese Milchbäder zurückgeführt. Wir hingegen kennen warme Milch und Honig bis heute als ein bewährtes Hausmittel zur Vorbeugung gegen Erkältungskrankheiten.

Eine zunehmende Verarbeitung der Milch zu Butter, Sauermilch und Käse finden wir dann im sechsten Jahrhundert. Diese Tradition hat sich später in Europa wie auch in Amerika durchgesetzt. In

Asien und Afrika hingegen finden wir - abgesehen von einigen Hirtenstämmen - Milch und Milchprodukte als Lebensmittel kaum. Wenn wir heute in unserer westlichen Kultur von Milch sprechen, meinen wir in erster Linie die Milch von Kühen, Ziegen und Schafen. Nach den neuesten EU-Lebensmittelrichtlinien darf nur Kuhmilch im Handel unter der Bezeichnung Milch angeboten werden.

Ein vollwertiges Nahrungsmittel

Milch kann als ein vollwertiges Nahrungsmittel angesehen werden. Milch ist auch das einzige Nahrungsmittel, in dem wir tierische Eiweiße und Fette so zu uns nehmen, wie sie die Natur liefert. Alle anderen tierischen Nahrungsmittel müssen zuerst durch Kochen oder Braten zubereitet werden. Insbesondere für den heranwachsenden Organismus enthält Milch alle Nähr- und Schutzstoffe, die er für eine gesunde Entwicklung benötigt. Worin aber liegt nun das besondere Geheimnis des Nahrungsmittels Milch? Diese Frage ist sehr leicht zu beantworten, wenn wir uns die Inhaltsstoffe der Milch näher ansehen.

Da ist zunächst das überaus wertvolle Milcheiweiß. Es besteht hauptsächlich aus Kasein, dem Stoff, der für die Käseherstellung wichtig ist.

Beim Sauerwerden der Milch durch die natürlichen Säurebakterien flockt das Kasein aus, das heißt, die Milch wird dick. Durch Abseihen lässt sich der Käseanteil von der Molke trennen.

Milcheiweiß enthält viele essentielle Aminosäuren; das sind all jene lebensnotwendigen Aminosäuren, aus denen unser Körper die für ihn notwendigen Eiweiße bilden kann. Diese Aminosäuren sind deshalb so lebenswichtige Bausteine für uns, weil sie unser Körper nicht selbst herstellen kann. Deshalb müssen sie täglich über die Nahrung aufgenommen werden. Milcheiweiß bildet in dieser Hinsicht eine sehr gute Ergänzung zu den pflanzlichen Eiweißen.

Gleich nach dem Milcheiweiß ist das Milchfett zu nennen. Dieses Milchfett gilt noch immer als das bekömmlichste und am leichtesten verdauliche aller tierischen Fette. Bei einer etwas abgestandenen Milch setzt sich das Milchfett - aufgrund seines geringen Gewichtes - oben ab, wo es als Rahm abgeschöpft werden kann. Dieses Milchfett besteht aus einzelnen, kleinen Fettkügelchen, die von einer äußerst komplizierten Hülle umschlossen werden, die neben wichtigen Eiweißen auch viele andere biologisch wirksame Substanzen enthält. Die Hüllen dieser komplizierten Fettkügelchen werden während der Verdauung im menschlichen Körper nur sehr langsam abgebaut, was dem Körper genügend Zeit lässt, die frei werdenden Substanzen sinnvoll zu verwerten.

Milch enthält auch Cholesterin. Der Cholesteringehalt der Milch ist um so höher, je höher der Fettgehalt ist. Nun muss man wissen, dass unser Körper sogar selbst Cholesterin produziert und es auch braucht. Heute allerdings warnen Ärzte immer mehr vor zuviel Cholesterin. Tatsächlich ist es die Menge, die wir in unseren zivilisierten Ländern zu uns nehmen, die uns in den letzten Jahrzehnten zur ernsten Gefahr geworden ist. Denn schließlich nehmen wir nicht nur durch die Milch Cholesterin zu uns, sondern ebenso durch Nahrungsmittel wie Fleisch, Innereien, Wurst, Käse und Eier. Die Menge dieser Lebensmittel wie auch die Art des Cholesterins sind dafür verantwortlich, dass Cholesterin in unseren zivilisierten Ländern für den Menschen zum Problem geworden ist. Es ist nicht das Cholesterin selbst.

Wer in unserer Zeit darauf zu achten beginnt, weniger Cholesterin zu sich zu nehmen, könnte leicht in die Versuchung kommen, Magermilch anstatt der Vollmilch zu trinken. Das jedoch wäre die falsche Konsequenz. Denn die im Handel angebotene Magermilch anstelle der Vollmilch zu trinken, würde bedeuten, dass wir auch auf die Inhaltsstoffe der Vollmilch verzichten. Magermilch enthält nämlich zuwenig fettlösliche Vitamine, wie die unverzichtbaren Vitamine A, D und E. Vollmilch gegen Magermilch zu tauschen, ist deshalb nicht zu empfehlen.

Ein weiterer wichtiger Bestandteil der Milch sind die Kohlenhydrate. Wir finden sie in der Milch in Form von Milchzucker, auch Laktose genannt. Dieser Milchzucker hat vor allem wegen seiner Bekömmlichkeit einen äußerst günstigen Einfluss auf die Bakterienflora des Darmes. Er trägt dazu bei, dass Kalzium besser vom Körper aufgenommen wird. Als Süßstoff allerdings ist Milchzucker ungeeignet. Neben dem Grundbaustoff Eiweiß und den Betriebsstoffen Fett und Kohlenhydrate, enthält Milch noch eine ganze Reihe interessanter Schutzstoffe. Sie sind es, die unser Immunsystem aktivieren und uns vor Krankheiten schützen.

Zu den Schutzstoffen - auch Vitalstoffe genannt - gehören Mineralstoffe, Spurenelemente, Vitamine, Hormone, Enzyme und die - in der letzten Zeit immer mehr erforschten - Bioaktivstoffe. Wie uns die wissenschaftliche Forschung heute zeigt, könnten wir ohne diese wertvollen Schutzstoffe auf die Dauer nicht gesund bleiben. Wie erstaunlich ist es da, wenn die Wissenschaft uns bestätigt, wie genial der Schöpfer in seinem Schöpfungsplan dafür gesorgt hat, dass diese überaus wichtigen Schutzstoffe - gerade für das heranwachsende Leben - in der Milch ausreichend vorhanden sind.

Bioaktivstoffe oder Schutzstoffe sind auch in Getreide, Obst und Gemüse zu finden. In diesen Nahrungsmitteln würden sie dem Neugeborenen aber wenig helfen. Dadurch, dass sie aber auch in der Milch in hohem Ausmaß vorhanden sind, ist die Garantie gegeben, dass Neugeborene durch diese Schutzstoffe vor Krankheiten durch Bakterien und Viren geschützt sind. Dabei ist es erstaunlich, wie sehr diese verschiedenen Inhaltsstoffe in der Milch dem Individuum und seiner Umgebung angepasst sind. Daraus wird auch verständlich, warum die Muttermilch immer das Allerbeste für die gesunde Entwicklung des heranwachsenden Lebens ist. Sie ist durch nichts zu ersetzen. Gerade neueste wissenschaftliche Forschungen haben gezeigt, wie wichtig für den Säugling die Muttermilch ist. Es ist die Nahrung, die ihm am besten bekommt und ihn auch am besten schützt. Sie bietet ihm sogar einen gewissen Schutz gegen unsere heutigen Umweltschadstoffe, sogar gegen Schwermetalle wie Blei und Kadmium.

Zu den wichtigsten Mineralstoffen der Milch zählen Kalzium, Phosphor, Kalium, Natrium und Magnesium. Hingegen sind Jod, Sulfat, Selen, Eisen, Kupfer und Fluor nur als Spurenelemente vorhanden. Von großem Wert sind die Vitamine der Milch. Besonders die Vitamine A, B1, B2, B12, D und E.

Im Zusammenspiel all dieser Stoffe wirkt die Schutzfunktion der Milch fast wie ein natürliches Antibiotikum, das wesentlich dazu beiträgt, dass wir gesund und fit bleiben. Dazu tragen auch die Hormone bei, die alle lebenswichtigen Stoffwechselvorgänge in unserem Körper steuern, während die Enzyme als hochmolekulare Eiweißverbindungen für ein intaktes Immunsystem verantwortlich sind. Dabei ist es erstaunlich, wie eine stillende Mutter, wenn sie mit krankmachenden Bakterien oder Viren infiziert wird, innerhalb weniger Stunden die genau richtigen Abwehrstoffe für ihren Säugling in ihrer Muttermilch hat. Einen natürlicheren und effektiveren Schutz kann man sich gar nicht vorstellen.

Milch ist nicht gleich Milch

Leider ist auch die Milch nicht mehr das, was sie einmal war. Die Milchleistung der Kühe wurde durch „Zuchtauslese“ und entsprechende Futter-

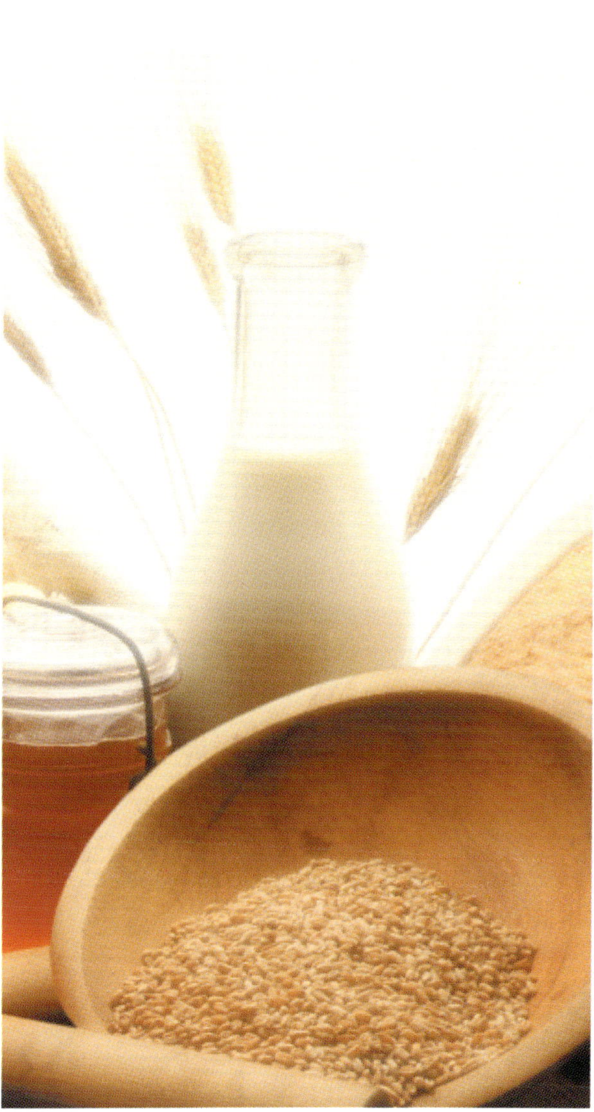

konzentrate um ein Vielfaches gesteigert. Das hat dazu geführt, dass für die Aufzucht von Kälbern nur noch ein ganz geringer Teil der erzeugten Milch verwendet wird. Der Rest geht auf den Markt.

Die unnatürlich hohe Milchleistung heutiger Kühe hat aber auch Nachteile. Sie führt nicht nur zu einer Verkürzung des Lebensalters der Kühe. Auch die Qualität der Milch wird durch die Leistungssteigerung wesentlich vermindert. Zu glauben, dass der Anstieg der Milchmenge auch gleichzeitig einen Anstieg der Qualität zur Folge hat, wäre ein großer Fehler. Im Gegenteil, die Vitalstoffe, die sich früher auf 1000 - 1500 Liter Milch verteilten, müssen sich heute auf eine Menge von 5000 - 6000 Liter Milch verteilen. Das kommt daher, dass sich die Produktion der Vitalstoffe nicht annähernd in dem Maße steigern lässt, wie die Produktion der Milchmenge. Nun hängt der Wert der Milch aber gerade von diesen lebenswichtigen Vitalstoffen ab. Die Folge der heutigen Leistungssteigerung ist also die, dass wir zwar viel mehr Milch haben, erkauft allerdings durch eine Qualitätsminderung.

Milch ist sehr empfindlich, ihre Haltbarkeit äusserst begrenzt. Besonders bei warmem Wetter nimmt Milch leicht fremde Gerüche an und verdirbt sehr schnell. Verdorbene Milch kann in kurzer Zeit zu einer gesundheitlichen Gefahr werden. Milch und alle aus ihr hergestellten Erzeugnisse unterliegen deshalb der ständigen Lebensmittelüberwachung durch amtliche Behörden. Kaum ein Lebensmittel wird durch so viele gesetzliche Vorschriften geregelt wie die Milch.

Nun sind alle diese Gesetze zum Schutz des Verbrauchers eingeführt worden. Trotzdem bringen auch diese Schutzmaßnahmen hinsichtlich der Qualität wiederum Nachteile mit sich. Milch im gesunden Euter der Kuh ist steril; sobald sie aber gemolken ist, beginnt der Kampf mit den Keimen. So hat eine unter besten hygienischen Voraussetzungen gewonnene Milch bereits einen natürlichen Keimgehalt von etwa 10.000 - 50.000 Keimen pro ml Milch. Das mag uns hoch erscheinen, wenn wir aber bedenken, wieviel Milliarden Keime uns ständig umgeben, ist das überhaupt nicht viel. Im Gegenteil. Dieser Keimgehalt entspricht einer Milch, die wir als Spitzenqualität bezeichnen würden.

Allerdings dürfen unter diesen Keimen keine gefährlichen Keime sein wie z. B. Tuberkulose und Brucellose. Doch die sind dank der ständigen Kontrollen der Rinderbestände durch die Veterinärbehörden in unserer Milch schon seit Jahren nicht mehr vorhanden. Ob der BSE-Erreger sich auch über die Milch ausbreiten kann, konnte bisher wissenschaftlich nicht nachgewiesen werden. Leider können wir seit November 2000 auch in Deutschland nicht mehr davon ausgehen, dass die deutschen Rinderbestände frei sind von BSE.

Wer all dies hört, wird nicht überrascht sein, dass Milch - um sie möglichst steril zu halten - sofort nach der Gewinnung auf 4° C abgekühlt werden muss. Das verhindert die ungebremste Vermehrung der Keime. Das Euter wird vor und nach dem Melken sofort desinfiziert. Damit versucht man zu verhindern, dass unerwünschte Keime in die Zitzen des Euters eindringen können. Ebenso werden Melkmaschine bzw. Melkanlage und die entsprechenden Lagerbehälter der Milch nach jedem Einsatz chemisch gereinigt und durchgespült. Gleiche Vorschriften gelten für die Absaugpumpe, die Leitungen und den großen Tank der Milchfahrzeuge, wie auch für die Leitungen, die großen Lagerbehälter und Verarbeitungsmaschinen der Molkerei. All das muss regelmäßig desinfiziert werden, was allerdings auch dazu beiträgt, dass sich dadurch Rückstände der Reinigungsmittel ansammeln, welche die natürliche Bakterienflora der Milch beeinflussen können.

Nun haben wir aber erst von der Gewinnung der

Milch bis zur Einlagerung in der Molkerei gesprochen. Jetzt beginnt erst der lange Verarbeitungsweg, auf dem das Naturprodukt Milch zu den verschiedensten Milchprodukten verarbeitet wird. Zunächst wird die Milch erst einmal homogenisiert. Der Verbraucher wünscht sich nämlich homogene Milch, das heißt, Milch, in der die Fettanteile gleichbleibend in der ganzen Milch verteilt sind. Das Aufsteigen der einzelnen Fettkügelchen in der Milch ist bei den Kunden unbeliebt. Deshalb muss die gekühlte Milch erst wieder erwärmt werden. Anschließend wird in großen Zentrifugen der Rahm von der Milch getrennt und später - je nach gewünschtem Fettgehalt - als homogenisiertes Fett der Magermilch wieder zugeführt.

Eigentlich ist es der gewonnene Rahm, der homogenisiert wird. Er wird mit einem Druck von bis zu 200 atü und einer Geschwindigkeit von bis zu 300 m/s durch kleine Düsen gepresst bzw. auf eine Stahlwand geschleudert. Dabei zerreissen die Hüllen der einzelnen Fettkügelchen in winzig kleine Partikel und die Fettanteile bleiben gleichmäßig in der Milch verteilt. Jetzt kann der Rahm nicht mehr als Sahne abgeschöpft werden.

Es gibt Wissenschaftler, die einen Zusammenhang zwischen homogenisierter Milch und der

Zunahme verschiedener Allergien und Milchunverträglichkeiten zu sehen glauben. Inwieweit das tatsächlich zutrifft, ist schwer zu sagen. Tatsache jedenfalls ist, dass die besondere Art der „Verpackung“ der einzelnen Fettkügelchen, nämlich die von der Natur vorgesehenen Hüllen, eine wichtige Funktion in unserem Darm hat. Das trifft vor allem beim Darm des Kindes zu. Durch die Zerstörung dieser Hüllen ist diese Funktion nicht mehr gegeben. Ein Grund, warum viele keine Milch vertragen. Wie bereits öfters erwähnt, gilt auch hier, dass der Mensch nicht trennen soll, was der Schöpfer zusammengefügt hat. Was nämlich zuerst als Vorteil angesehen wird, stellt sich bald darauf wieder als Problem ein.

Doch damit nicht genug, denn die so homogenisierte Milch muss jetzt noch haltbar gemacht werden. Das verlangt der Markt. Dauerwaren sind heute mehr denn je gefragt. Auch wenn die Milch von Natur aus in keinster Weise eine Dauerware ist, so muss sich die Milchverarbeitung doch auf die Wünsche des Marktes einstellen. Der Wert der Milch liegt aber gerade in ihrer Frische. Die Milch muss aus Gründen des Marktes durch verschiedene molkereitechnische Hitzebehandlungen lagerfähig gemacht werden, dass eine Haltbarkeit für eine bestimmte Zeit garantiert werden kann. Dazu werden drei verschiedene

Haltbarmachungsverfahren bei Milch angewandt. Je nach Grad des Erhitzens sprechen wir vom Pasteurisieren, Ultrahocherhitzen oder Sterilisieren.

Pasteurisieren

Die Pasteurisierung gehört zu den schonendsten und gebräuchlichsten Verfahren der Haltbarmachung der Milch. Durch Hitze werden krankheitserregende Mikroorganismen aus Hygienegründen abgetötet. Es gibt drei verschiedene Verfahren zur Pasteurisierung der Milch. Eine Dauererhitzung auf 62° C bis 65° C für mindestens 30 Minuten, eine Kurzzeiterhitzung von 72° C bis 74° C für 15 bis 35 Sekunden oder Hocherhitzung von mindestens 85° C für 10 bis 15 Sekunden. Glücklicherweise werden die Milcheiweiße durch diese Verfahren nur wenig geschädigt. Auch die hitzeempfindlichen Vitamine bleiben weitgehend erhalten. Im Handel wird die so pasteurisierte Milch deshalb als Frischmilch angeboten, obwohl sie das, streng genommen, nicht mehr ist. Ihre Haltbarkeit aber hat sich immerhin auf fünf bis sieben Tage verlängert. Trotzdem darf sie anschließend nur gekühlt angeboten werden. Erfolgt die Pasteurisierung durch Hocherhitzung, muss die Milch als „hocherhitzt“ gekennzeichnet sein.

Ultrahocherhitzung

Bei dem Verfahren zur Haltbarmachung der Milch durch Ultrahocherhitzung ist die Milch für die sehr kurze Zeit von etwa drei bis fünf Sekunden einer Temperatur von 135° C bis 150° C ausgesetzt. Die dadurch entstandene H-Milch, also haltbare Milch, schmeckt wie gekochte Milch. In ihr sind alle vermehrungsfähigen Keime abgetötet. Deshalb hält diese Milch bei kühler Lagerung auch sechs bis acht Wochen lang, vorausgesetzt, sie wird unter sterilen Bedingungen abgepackt. Die lange Haltbarkeit ist allerdings nur auf Kosten der Qualität zu erreichen. Die wertvollen Milcheiweiße werden bei den hohen Temperaturen natürlich stark in Mitleidenschaft gezogen, ebenso die Vitamine, weniger die Mineralstoffe, die allgemein als hitzebeständig gelten.

Sterilisierung

Bei der sterilisierten Milch sind nicht nur alle schädlichen, sondern leider auch alle nützlichen und wertvollen Mikroorganismen völlig abgetötet. Sterilisiert bedeutet, dass keinerlei lebendige lebensfähige Organismen mehr nachgewiesen werden dürfen. Das heißt aber auch, dass alle Eiweiße denaturiert wurden und von den Vitaminen so gut wie keine mehr vorhanden sind. Denaturierung bedeutet aber nicht unbedingt Zerstörung der Inhaltsstoffe. Es handelt sich vielmehr um eine auf unsere Gesundheit sich nachteilig auswirkende Veränderung der Inhaltsstoffe der Milch.

Die Sterilisierung der Milch erfolgt über eine Langzeiterhitzung von 20 bis 30 Minuten bei einer Temperatur von 110° - 120° C. Das Verfahren ist im wahrsten Sinne des Wortes eine Sterilisierung. H-Milch kann bei ungeöffneter Packung sogar bei Zimmertemperaturen bis zu einem Jahr lang gelagert werden. Es ist ein „totes Produkt", das keinen Beitrag mehr für die Gesunderhaltung des Menschen leisten kann. Glücklicherweise muss heute auf jeder Verpackung deutlich erkennbar sein, ob die Milch pasteurisiert, ultrahocherhitzt oder sterilisiert ist. Auch, ob sie homogenisiert wurde, muss auf jeder Packung vermerkt sein. Wir haben also die Wahl. Leider treffen viele diese Wahl heute zugunsten der ultrahocherhitzten Milch. Ja, sogar sterilisierte Milch wird, aufgrund ihrer langen Lagerfähigkeit, immer mehr verwendet. Die Nachteile sind uns bekannt.

Wer in ländlicher Gegend wohnt, der hat oft noch die Möglichkeit, seine Milch als sog. Rohmilch direkt ab Hof vom Bauern zu kaufen. Das ist zwar gesetzlich so nicht vorgesehen, wird aber bis heute praktiziert. Gesetzlich müsste alle Milch ausschließlich über die Molkerei geliefert und vom Konsumenten bezogen werden. Da aber viele Verbraucher - besonders Familien mit mehreren Kindern - frische Milch, wo immer es geht, beim Bauern direkt kaufen, ist daraus ein Gewohnheitsrecht entstanden, das vom Gesetzgeber stillschweigend geduldet wird.

Kinder sind oft begeistert, wenn sie auf einem Bauernhof zusehen dürfen, wie die Kühe gemolken werden. Vielen Stadtkindern allerdings bleibt auch das versagt. Wenn es dann vorkommt, dass eines der Kinder keine Milch mehr trinken will, weil es bisher angenommen hatte, dass Milch aus dem Supermarkt kommt und nicht von der Kuh, ist das nicht verwunderlich.

Frische Milch vom Bauernhof ist als wertvolles Naturprodukt jedenfalls sehr zu empfehlen. Der Bauer muss zwar den Verbraucher darauf hinweisen, dass die frische Milch vor dem Verzehr abgekocht werden soll, doch diese Entscheidung trifft jeder selbst. Tatsache jedenfalls ist, dass auch der, der sich immer nur steril und keimfrei ernährt, nicht besser dran ist. Denn genau wie unsere Muskeln, so will auch unser Immunsystem immer wieder trainiert werden.

Hinzu kommt, dass der Gesundheitszustand der Kühe in deutschen Ställen durch die Veterinärämter überwacht wird. In den Molkereien wird die Milch regelmäßig untersucht, so dass es keinen Grund zu Bedenken geben sollte.

Rohmilch wird - laut Vorschrift - mindestens jeden Monat zweimal auf ihre bakteriologische Beschaffenheit untersucht. Bei dieser Gelegenheit wird die Anzahl der unerwünschten Keime geprüft. Gleiches gilt für den sog. Hemmstofftest, der ebenfalls - laut Vorschrift - zweimal im Monat durchgeführt werden muss. Dabei kann sogar festgestellt werden, ob Rückstände von medizinischen Behandlungen der Kuh, wie z. B. Antibiotika, in der Milch sind. Mindestens dreimal monatlich wird auch der Zellgehalt der Milch untersucht. Diese Untersuchung lässt Rückschlüsse auf die Eutergesundheit der Kühe zu. Milch mit einem zu hohen Zellgehalt darf nicht in den Handel gebracht werden.

Wenn bei all diesen streng genormten Untersuchungen die vorgeschriebenen Grenzwerte eingehalten werden, erhält der Landwirt für seine Milch die Güteklassc I. Gibt es eine Beanstandung, rutscht er in die Güteklasse II oder sogar III. Das aber ist mit erheblichen Geldeinbußen für den Bauern verbunden. Milch der Güteklasse II und III darf nicht mehr als Milch im Handel verkauft oder zu Milchprodukten verarbeitet werden.

Was ebenfalls gemessen und kontrolliert wird, ist der Fett- und Eiweißgehalt der Milch wie auch der Gefrierpunkt. Bei Frischmilch direkt vom Bauern - wie auch bei der Vorzugsmilch - liegt, je nach Fütterung und Rasse, der Fettgehalt der Milch bei etwa 3,5 % bis 5,5 %. Wärmebehandelte Kuhmilch - pasteurisiert, ultrahocherhitzt oder sterilisiert - darf in drei Fettgehaltstufen angeboten werden. Vollmilch weist einen Fettgehalt von mindestens 3,5 % auf, teilentrahmte bzw. fettarme Milch hat einen Fettgehalt von 1,5 % bis 1,8 %, wogegen entrahmte Magermilch nur noch einen Fettgehalt von höchstens 0,5 % aufweist. Fettanreicherung bei entrahmter Milch darf ausschließlich durch Milchfett geschehen.

Vorzugsmilch

Schon vor Jahren hat der Begriff der Vorzugsmilch, wie sie an manchen Orten angeboten wird, einen neuen Qualitätsstandard in der Milchproduktion gesetzt. Wie der Name sagt, handelt es sich hier um eine Frischmilch höchster Qualität, die nur von Höfen mit besonderer Genehmigung geliefert werden darf. Eine Genehmigung für die Lieferung von Vorzugsmilch zu erhalten, ist heute schon fast unmöglich geworden. So streng sind die Auflagen dafür. Verständlich, dass diese Milch dann im Handel auch entsprechend teuer ist. Als Konsument genieße ich dafür aber einige Vorteile. Vorzugsmilch darf z. B. nicht erhitzt werden. Sie wird gekühlt in verkaufsfertiger Verpackung geliefert.

Tatsächlich handelt es sich hier um eine völlig naturbelassene Milch, bei der auch der Fettgehalt nicht verändert werden darf. Die vorgeschriebenen Anforderungen an die Gesundheit der Kühe, die Sauberkeit im Stall, die Hygiene in der Milchkammer wie auch der Melkgeräte sind besonders hoch und werden streng kontrolliert. Selbst das Personal wird vom Gesundheitsamt regelmäßig überwacht.

Trotz all dieser Vorschriften und Kontrollen wird von den deutschen Behörden empfohlen, selbst Vorzugsmilch für Säuglinge, Schwangere, Kranke und ältere Personen abzukochen. Seit Januar 1998 ist es sogar verboten, bei öffentlichen Gemeinschaftsverpflegungen wie Kindergärten, Schulen, Altersheimen und dgl. Vorzugsmilch in unerhitzter Form anzubieten. Weil aber gekochte Vorzugsmilch alle Vorzüge der frischen Milch verliert, verliert auch die Vorzugsmilch ihren Sinn in dem Moment, wo sie wiederum gekocht werden muss.

EHEC-Bakterien

Der Grund dafür, dass beim Verzehr von Trinkmilch so vorsichtig umgegangen wird, sind die in den letzten Jahren aufgetretenen EHEC-Infektionen. Der Erreger dieser Krankheit ist ein Darmbakterium aus der Familie der Kolibakterien. Die meisten der über tausend Kolibakterienstämme sind für den Menschen nicht bis kaum gefährlich. Im Falle der EHEC-Bakterien ist das allerdings anders. Sie können für Kleinkinder wie auch für ältere Menschen und vor allem für immungeschwächte Menschen zur ernsthaften Gefahr werden. EHEC-Infektionen führen zu heftigen, blutigen Durchfällen mit schmerzhaften Unterleibskrämpfen und Nierenversagen. Eine Infektion kann aber auch zu bleibenden Schäden und sogar zum Tod führen.

Bei gesunden, widerstandsfähigen Personen allerdings verursachen EHEC-Bakterien meist nur einen Durchfall, der ohne besondere Therapie in wenigen Tagen wieder abgeheilt ist.

Um EHEC-Erreger in der Rohmilch abzutöten, müsste die Milch mindestens zehn Minuten lang auf 70° C erhitzt werden. Darin zeigt sich das Dilemma unserer gefallenen Schöpfung. Denn durch diese Erhitzung würde die Milch Wesentliches von ihren wertvollen Inhalten und Eigenschaften verlieren. Hinzu kommt, dass EHEC-Bakterien nicht nur über die Milch, sondern auch über Fleisch- oder Wurstwaren übertragen werden können, weil sie durch Berührung übertragen werden. Das aber heißt, dass sie praktisch in allen Lebensmitteln sein können. Wen wundert es da noch, dass EHEC-Bakterien schon in Hamburgern, Salaten und sogar im Apfelsaft nachgewiesen werden konnten. Das vereinfacht zwar nicht die Lage, kann uns andererseits aber davor bewahren, dass wir aus Angst vor eventuellen EHEC-Bakterien keine Milch mehr trinken. Das nämlich wäre das Schlechteste, was wir tun könnten.

Milcherzeugnisse

Wir kennen heute eine fast unüberschaubare Vielzahl der verschiedensten Milcherzeugnisse, die alle zur Bereicherung unseres heutigen Nahrungsangebotes dienen. Die bekanntesten davon sind Sahne und Butter. Sowohl Sahne als auch die Butter werden vorwiegend aus dem Fett der Milch gewonnen.

Sahne

Wer seine natürliche Rohmilch einige Zeit stehen lässt, kann beobachten, wie sich schon nach wenigen Stunden der Rahm oben an der Milch absetzt. Wird dieser Rahm vorsichtig abgeschöpft, erhalten wir frische Sahne. Sahne gilt als eine Delikatesse. Sie wird in den verschiedensten Bereichen verwendet. Auf Obsttorten und in Salaten ist sie besonders beliebt. Sie schmeckt lecker und natürlich. In der Molkerei wird die Sahne durch Zentrifugieren der Vollmilch gewonnen. Was bei diesem Verfahren übrigbleibt, ist die sog. Magermilch. Sie hat einen verschwindend geringen Fettgehalt. Er liegt zwischen 0,3 % und 0,6 %.

Sahne wird in mehreren Stufen - je nach ihrem Fettgehalt - im Handel angeboten. Schlagsahne z. B. weist einen Fettgehalt von mindestens 30 % auf. Sahne für Kaffee enthält mindestens 10 % Fett. Ebenso die saure Sahne. Saure Sahne nennen wir deshalb „sauer“, weil sie durch die natürliche Milchsäuregärung einen leicht säuerlichen Geschmack aufweist. Sie eignet sich besonders für die Zubereitung schmackhafter Salate. Schlagsahne wird - ähnlich wie Milch - im Handel als pasteurisierte, ultrahocherhitzte (H-Sahne) oder als sterilisierte Sahne angeboten. Das garantiert eine längere Haltbarkeit. Allerdings gilt, wie bei der Milch so auch hier: je naturbelassener das Produkt, desto gesünder ist es.

Butter

Butter ist - ernährungsphysiologisch gesehen - eines der wertvollsten tierischen Fette, die wir kennen. Schon im Altertum kannten die Menschen die Butter. Im berühmten „Lied des Mose" im 5. Buch Mose, Kap. 32, Vers 14, das Moses vor der ganzen Versammlung Israels vortrug, wird bereits der Rahm (Butter) der Kühe erwähnt. Tatsächlich ist kaum ein Fett so gut verträglich und wird vom Körper so leicht aufgenommen wie Butter. Sie ist überaus schonend für die Leber und enthält mehr lebenswichtige Fettsäuren als alle Margarinesorten. Der Ausdruck „gute Butter" besteht also zu Recht. Butter lässt sich auch relativ lange lagern. Kühl aufbewahrt, verdirbt Butterfett über längere Zeit nicht.

Sauerrahmbutter erhält durch die Milchsäuregärung der Sahne ihren typischen frischen, säuerlichen Geschmack, ist ansonsten aber der normalen Süßrahmbutter gleich. Butter ist relativ einfach herzustellen. Wird die durch Zentrifugieren gewonnene Sahne eine gewisse Zeit mechanisch geschüttelt, zerreißen die feinen Membranen der einzelnen Fettkügelchen. Dabei haften die Fettteilchen zu Butter zusammen und trennen sich von der übrigen Masse. „Wenn man Milch stößt", so sagte schon Salomo im Buch der Sprüche, Kap. 30, Vers 33, „so wird daraus Butter." Was früher auf diese Art und Weise im Butterfass per Hand geschah, geschieht heute in den Buttermaschinen der Molkereien. Als Nebenprodukt bei der Butterherstellung bleibt Buttermilch übrig. Sie ist als Nahrungsmittel ebenso zu schätzen wie die Butter selbst. Buttermilch ist frisch und kräftig im Geschmack und beliebt als Durstlöscher. Sie enthält sehr viele wertvolle Vitamine und Mineralstoffe, aber nur 35 Kalorien auf 100 Gramm.

Molke wird seit Jahrhunderten als Nahrungs-, Heil- und Körperpflegemittel geschätzt. Als Nahrung wirkt Molke anregend auf Leber und Galle. Sie hat einen positiven Einfluss auf den Cholesteringehalt, verbessert die Darmflora und fördert mit ihrer antisklerotischen Wirkung das allgemeine Wohlbefinden. Auf die Nerven wirkt sie beruhigend und verhilft zu einem natürlichen Schlaf. In der Kosmetik sorgt Molke für eine schöne, weiche Haut und wirkt vorbeugend und heilend bei entzündlicher Haut. Sie ist auch besonders für die sensible Haut der Allergiker zu empfehlen.

Die Butter selbst ist vor allem als natürliches Milchfett von besonderem Wert. Allerdings enthält Butter auch Cholesterin. Wer also von seinem Arzt darauf hingewiesen wurde, auf seinen Cholesterinspiegel zu achten, wird das auch beim Verzehr von Butter zu bedenken haben. Dabei ist zwischen Schaden und Nutzen abzuwägen. Wer nämlich ganz auf Butter verzichtet, verzichtet leider auch auf all die wichtigen Inhaltsstoffe dieses hochwertigen Nahrungsmittels. Butter wird erfahrungsgemäß auch nur dann gefährlich, wenn zuviel davon gegessen wird. Das allerdings geschieht in unseren westlichen Kulturen sehr oft. Deshalb ist es ratsam, dass wir unsere Essgewohnheiten überdenken, bevor wir auf Butter ganz verzichten. Butter dünn zu streichen und auch in der Küche sparsam zu verwenden, ist allemal ratsam. Auch hier gilt, was im Buch der Sprüche, Kap. 25, Vers 16 steht, wo es heißt: “Iss nur deinen Bedarf!“

Butter oder Margarine?

Jetzt stellt sich die Frage, ob Margarine mehr zu empfehlen ist als Butter. Diese Frage lässt sich gar nicht so leicht beantworten. Hat doch die Werbung über viele Jahre hinweg zugunsten der Margarine argumentiert. Diese Zeit jedoch scheint vorbei zu sein. Ernährungsexperten haben nämlich längst bewiesen, dass Margarine der Butter nicht gleichkommt. Butter wird in zunehmendem Maße als hochwertiges, von Natur aus streichfähiges und sehr bekömmliches Nahrungsmittel anerkannt.

Margarinesorten - selbst die aus den allerbesten Pflanzenölen hergestellten - können hingegen nur über ein äußerst kompliziertes chemisches Verfahren hergestellt werden. Öle sind nämlich von Natur aus immer flüssig und werden erst durch eine Härtung der Fette streichfähig gemacht. Das aber geschieht unter Zugabe sog. Emulgatoren. Es wäre also falsch, Margarine als ein Naturprodukt zu bezeichnen. Butter hingegen ist ein Naturprodukt. Sie ist es - von der Erhitzung der Milch einmal abgesehen - auch heute noch wie vor Tausenden von Jahren.

Vergleichen wir die Herstellung der Butter mit der Herstellung von Margarine, so fällt sofort der äußerst komplizierte Herstellungsvorgang bei der Margarine auf. Wie bekannt, wird Margarine vor allem aus vollraffinierten pflanzlichen Fetten hergestellt. Sehr häufig ist es aber auch eine Mischung aus pflanzlichen und tierischen Fetten. Wobei als tierische Fette oft auch billigster Rindertalg und Schweineschmalz verwendet werden.

Die Pflanzenöle müssen durch Pressen aus den Samenkörnern bzw. Früchten der Pflanzen gewonnen werden. Weil diese Gewinnung des Öls nicht immer einfach ist, werden die Samenkörner bzw. Früchte bereits vorher zerkleinert und auf eine spezielle Art „gedämpft“. Selbst bei der Gewinnung dieser Öle über die schonende Art der Kaltpressung ist dafür immerhin noch eine

Temperatur von 40° C bis 60° C nötig. Die viel häufiger angewandte Heißpressung bedarf einer Hitze von mindestens 70° C.

Jetzt sind diese Öle aber noch trüb und dunkel in der Farbe, haben oft einen unangenehmen Geruch und enthalten zudem noch viele nicht erwünschte Stoffe der Pflanzen. Deshalb müssen in einem nächsten Verfahrensschritt erst einmal diese unerwünschten Stoffe in vier verschiedenen weiteren Arbeitsgängen beseitigt werden. Im einzelnen sind das die Arbeitsvorgänge der „Entschleimung“, „Entsäuerung“, „Bleichung“ und „Desodorierung“.

Diese Prozesse werden zwar möglichst schonend nach vorgegebenen Richtlinien durchgeführt, stellen aber dennoch eine industrielle Verarbeitung des Öls dar, bei der das ursprüngliche Nahrungsmittel Öl stark verändert wird. So erfordert der Prozess der „Entschleimung“ z. B. den Zusatz von Phosphorsäure. Nur so können pflanzliche Schleime und Trübstoffe abgesondert werden. Dünnflüssiger wird das Öl durch den Entzug von Lezitin. Die Entsäuerung erfolgt durch Natronlauge oder Äthanol. Dadurch werden die unangenehm schmeckenden freien Fettsäuren, die für den leichten Verderb von Fett verantwortlich sind, beseitigt.

Jetzt wird das Fett noch gründlich mit Wasser gewaschen, getrocknet und anschließend gebleicht. Dieser Prozess der Bleichung ist ein Filterprozess, bei welchem dem Öl ein Teil der natürlichen Farbstoffe und Schwermetalle entzogen werden. Dafür werden mit Salzsäure behandelte Aluminiumsilikate mit Aktivkohle bei einer Temperatur von 70° - 90° C eingesetzt, was auch dazu dient, eventuell vorhandene Schimmelpilze abzutöten. In dem anschließenden Vorgang der Desodorierung werden bei einer Temperatur von 240° C etwa 30 Minuten lang im Vakuum mit Wasserdampf weitere unerwünschte Geschmacks- und Geruchsstoffe ausgefiltert und eventuelle Herbizid- und Insektizidrückstände beseitigt.

Jetzt ist aber noch immer keine Margarine, sondern erst das Öl gewonnen. Jenes Öl, wie es überall im Handel erhältlich ist. Diesem Öl müssen jetzt noch zusätzlich weitere Stoffe entzogen werden, damit es auch im Kühlschrank flüssig bleibt. Dann erst geht es darum, aus dem flüssigen Öl durch Fetthärtung eine plastische, streichfähige Margarine herzustellen. Dazu werden drei verschiedene chemische Verfahren angewandt, die nicht leicht zu verstehen sind.

Eine der Methoden ist die sogenannte Härtung der Fette. Dabei werden - bei einer Temperatur von 200° C - durch Hydrierung aus den ungesättigten Fettsäuren des Öls zahlreiche neue gesättigte Verbindungen hergestellt, die das Fett fester machen. Dieses Verfahren ist in seiner gesundheitlichen Wirkung jedoch sehr umstritten. Wir wissen, dass dabei Nickelkatalysatoren und hoher Druck eingesetzt werden, wodurch - vor allem bei empfindlichen Personen - öfters Nickelallergien ausgelöst werden.

Eine der häufigsten Methoden der Margarineherstellung ist die Umesterung. Dabei handelt es sich um ein spezielles chemisches Verfahren, bei dem das Öl mit Natriumalkoholat bzw. Natriummethylat gekocht wird. Dabei wird es in Glyzerin und freie Fettsäuren aufgespalten. Anschliessend werden das Glyzerin und die gewonnenen Fettsäuren in dem gewünschten Mischverhältnis wieder neu zusammengesetzt. Durch dieses Verfahren lassen sich Konsistenz und Schmelzpunkt gezielt verändern und auf den jeweiligen Verwendungszweck abstimmen. Dieses Verfahren ermöglicht die Herstellung einer Vielzahl verschiedener Margarinesorten.

Die dritte Verfahrensweise - die sog. Fraktionierung, eine physikalisch-chemische Veränderung - ermöglicht es, neue Fettzusammenstellungen mit gewünschten Eigenschaften zu erhalten. Zur Trennung der Fette werden wiederum verschiedene Verfahren eingesetzt. Indem man z. B. die unterschiedlichen Schmelz- und Kristallisationspunkte ausnützt, um die Fette zu trennen, was dazu führt, dass Bestandteile mit hohem Schmelzpunkt von den Bestandteilen mit niedrigem Schmelzpunkt abgetrennt werden. Die mit hohem Schmelzpunkt dienen dann zur Herstellung von Margarine. Oder in einem anderen Verfahren durch Anwendung chemischer Lösungsmittel wie Hexan, Methanol oder Propan.

Oft werden auch alle drei Verfahren miteinander kombiniert. Die dafür eingesetzten Chemikalien müssen im Anschluss an den Arbeitsvorgang natürlich wieder herausgefiltert werden. Eine Garantie, dass bei diesem Filterprozess nicht doch Rückstände zurückbleiben, kann keiner geben. Auch lässt es sich bei all diesen chemischen Prozessen nicht vermeiden, dass dadurch wichtige sekundäre Pflanzenstoffe, Vitamine und wertvolle ungesättigte Fettsäuren zerstört oder Mineralstoffe ausgeschwemmt werden.

Der Herstellungsprozess der Margarine ist damit aber noch nicht beendet. Was nach all den bisher stattgefundenen chemischen Vorgängen entstanden ist, ist nichts weiter als eine streichfähige Fettmasse ohne Geschmack und ohne appetitliches

Aussehen. Deshalb ist der nächste Schritt die Arbeit des „Food-Designers“. Ohne Aroma, Geschmacks- und Farbstoffe wäre das Fett nämlich nicht mit Appetit zu genießen. Auch müssen die durch die Verarbeitung verlorengegangenen Vitamine erst wieder durch synthetische ersetzt werden. Der Zusatz von Salz hilft ebenfalls, den Geschmack zu verbessern.

Um zu verhindern, dass das Fett in der Pfanne spritzt, muss das Wasser-Fett-Gemisch noch gebunden werden. Dazu werden wieder verschiedene Emulgatoren zugesetzt. Weitere Eiweißzusätze sorgen dafür, dass die schöne Bräune beim Braten betont wird. Konservierungsstoffe - in der Regel Antioxydantien oder Sorbinsäuren - runden alsdann den mehrfachen Verarbeitungsvorgang ab. Sie sorgen für eine möglichst lange Haltbarkeit der Margarine.

Jetzt fehlt nur noch der gute Appetit. Aber dafür sorgt die Werbung. Sie spricht selbstverständlich nur von den gesunden pflanzlichen Fetten, nicht aber von dem, was aus dem Pflanzenöl durch die vielen chemischen Prozesse gemacht wurde. So hat die Werbung erreicht, dass die „gute alte Butter“ in vielen Haushalten bereits weitgehend verdrängt wurde. Es ist schwer nachzuvollziehen, aber es ist eine Tatsache, dass selbst viele gesundheitsbewusste Menschen die Margarine inzwischen der Butter vorziehen. Obwohl immer mehr Forschungen bestätigen, dass genau das Gegenteil zu empfehlen wäre. Gerade die Transfettsäuren, welche die Margarine streichfähig machen, geraten von Jahr zu Jahr mehr in den Verdacht, für die Zunahme von Herzinfarkten und der vorausgehenden Veränderungen der Herzkranzgefäße verantwortlich zu sein.

Sauermilch

Naturbelassene Milch wird bei einer Temperatur von 25° bis 30° C auf ganz natürliche Weise nach kurzer Zeit sauer. Das geschieht durch die in der Milch vorkommenden Bakterien und Hefen. Was dadurch entsteht, ist die altbekannte Dickmilch. Sie weist andere Aromastoffe auf als die Milch. Milchzucker wurde zu Milchsäure abgebaut. Das führt dazu, dass der ph-Wert sinkt, so dass die Haltbarkeit der Dickmilch gegenüber der Milch verbessert wird. Fäulniserregende Bakterien können sich nämlich im sauren Milieu nicht so schnell vermehren wie in der Milch.

Milchsäure bewirkt auch das Ausflocken des Milcheiweißes; was dadurch gewonnen wird, ist Quark. Wir kennen zwei verschiedene Milchsäuren, die sog. rechts- und die linksdrehende. Deren molekulare Zusammensetzung ist bei beiden gleich. Verschieden ist hingegen ihre räumliche Struktur. Werden Lichtstrahlen durch Milchsäuremoleküle nach rechts abgelenkt, spricht man von L(+)-Milchsäure oder rechtsdrehender Milchsäure. Werden die Strahlen nach links abgelenkt, spricht man von D-Milchsäure oder linksdrehender Milchsäure.

Da die rechtsdrehende Milchsäure als ein natürliches Produkt des menschlichen Stoffwechsels bekannt ist, halten viele diese für die gesündere. Der menschliche Körper kann aber auch die linksdrehende Milchsäure abbauen. Dieser Abbau geschieht etwas langsamer als bei der rechtsdrehenden. Gerade darin könnte andererseits wieder ein Vorteil gesehen werden, denn viele Stoffe können bei einer längeren Verdauungszeit besser abgebaut werden. Die natürlichen Milchsäurebakterien erzeugen in der Regel beide Milchsäuren in einem Gemisch. Durch gezielte Förderung wie z. B. bei bestimmten Yoghurt- oder Kefirkulturen ist es möglich, rechtsdrehende Milchsäuregärung zu fördern.

Yoghurterzeugnisse

Yoghurt entsteht durch eine Säuerung der Milch bei einer Temperatur von 40° bis 45° C unter

Zugabe ganz bestimmter Kulturen. Je nach zugegebenen Bakterien lässt sich ein Yoghurt mit 100 % rechts- oder 100 % linksdrehender Milchsäure herstellen. In der Regel werden rechtsdrehende Kulturen eingesetzt. Vor allem auf dem Balkan wird in einer langen Tradition aus Ziegen- und Schafsmilch Yoghurt hergestellt. Deshalb gilt der Balkan als die Heimat des Yoghurts.

Yoghurt zum Frühstück oder mittags als Nachtisch ist etwas sehr Gesundes. Vor allem, wenn es sich um ein reines Naturyoghurt handelt. Leider enthalten heute viele Yoghurts zuckerhaltige Marmeladen und viele andere geruchs- und geschmacksfördernde Zutaten. Das hat dem Yoghurt zwar zu seiner großen Beliebtheit verholfen, andererseits aber nicht unbedingt seine Qualität gefördert. Wer hingegen frisches Obst und Honig in den Yoghurt gibt, kann aus einem einfachen Naturyoghurt eine richtige Delikatesse machen.

Kefir

Eine Säuerung der Milch durch spezielle Kefirpilzkulturen lässt wiederum ein anderes Sauermilchprodukt entstehen, nämlich Kefir. In den Kefirkulturen arbeiten bestimmte Hefen und Bakterien in einer Symbiose zusammen. So läuft neben der Milchsäuregärung auch eine leicht alkoholische Gärung ab (0,5 % - 1,5%), die gemeinsam mit der entstehenden Kohlensäure dem Kefirgetränk den typischen frischen Geschmack verleiht. Der durch die entstehende Kohlensäure aufgeblähte Kefirbecher ist ein Zeichen für gute Qualität.

Wer seinen Kefir selber herstellen möchte, der benötigt einen schwammigen Kefirpilz. Dieser kommt zusammen mit der Milch in ein Glas, das - gut verschlossen - in einem dunklen Schrank bei etwa 20° C aufbewahrt wird. Etwa 24 Stunden später kann das fertige Kefirgetränk durch ein grobes Sieb abgeschüttet und anschließend verzehrt werden. Der Kefirpilz und die einzelnen Knollen lassen sich gut mit lauwarmem Wasser abspülen und wieder neu mit Milch ansetzen. Knollen, die im Laufe der Zeit immer größer werden, können Sie teilen und an Nachbarn oder Freunde weitergeben. Wer seine Kefirproduktion für einige Tage unterbrechen möchte, kann den Kefirpilz in frischer Milch eine kurze Zeit im Kühlschrank aufbewahren.

Käse

Schon vor Jahrtausenden kannte man die Herstellung von Käse. Das mag auch darauf zurückzuführen sein, dass man Käse überallhin mitnehmen konnte, egal ob die Menschen auf das Land, in die Stadt oder als Soldaten auf das Schlachtfeld gingen. Käse galt zu allen Zeiten als ein Nahrungsmittel mit hohem Nährwert. Er verdirbt nicht so schnell und ist relativ einfach herzustellen. Im 2. Buch Samuel, Kap. 17, Vers 29 lesen wir z. B. davon, wie das Volk David und seinen Kriegern wertvolle Speisen brachte, darunter Butter, Honig und Käse. Im Mittelalter waren die Klöster mit ihren Viehherden die Hauptthersteller von Käse. Den eigentlichen Durchbruch erreichte der Käse jedoch, als man begann, die Kühe auf Milchleistung hin zu füttern und zu züchten. Heute ist Käse ein beliebtes Produkt. Entsprechend reichhaltig ist die Vielfalt der im Handel angebotenen Käsesorten.

Weltweit gibt es etwa 4000 verschiedene Käsesorten. Die meisten dieser Käsesorten werden aus Kuhmilch hergestellt. Ziegen- und Schafskäse gehören eher zu den Delikatessen. Wirklich guten Käse herzustellen, bedarf einiger Sachkenntnis und eines besonderen Fingerspitzengefühls. Das Grundmaterial für die Herstellung von Käse ist im wesentlichen das geronnene Milcheiweiß. Im Fachjargon Kasein genannt.

Das Dicklegen der Milch für die Käseherstellung

kann auf zweierlei Weise geschehen. Entweder durch Milchsäurebakterien, ähnlich wie bei der Sauermilch, oder mit Hilfe von Lab. Dieses Lab wurde bisher aus Kälbermägen gewonnen. Heute wird Lab fast nur noch gentechnisch hergestellt. Für viele Käsesorten werden Lab und Milchsäuregerinnung kombiniert eingesetzt. Durch mechanisches Zerkleinern mit der Käseharfe - ein mit vielen Drähten bespannter Rahmen - wird die Käsemasse bei einer bestimmten Temperatur von der Molke getrennt. Je intensiver gearbeitet wird und umso kleiner die Bruchstücke, desto trockener und fester wird der Käse. Anschließend wird die Käsemasse, die vorwiegend aus Eiweiß, Fett und vielen Mikroorganismen besteht, in Formen gefüllt. Dieses Bild der völligen Zerstörung, aus der etwas Neues mit konzentrierter Energie entsteht, wird uns im Buch Hiob, Kap. 10, Vers 10 vor Augen geführt, in dem der leidgeplagte Hiob ausruft: „Hast du mich nicht hingegossen wie Milch und wie Käse mich gerinnen lassen?“

Je nach gewünschter Festigkeit wird weitere Molke ausgepresst. Dann erfolgt der Reifeprozess. Mit Ausnahme von Frischkäse müssen alle Käsesorten diesem intensiven Reifeprozess unterzogen werden. Das geschieht in den Reifungsräumen der Käseherstellerfirmen. Wichtig dabei ist die für die aktiven Bakterien günstige Temperatur. Dieser Reifungsprozess ist bei den verschiedenen Käsesorten unterschiedlich. Er kann - je nach Sorte - Tage, Wochen oder auch Monate dauern. Um unerwünschte Pilzbildung auf der entstehenden Rinde zu vermeiden, muss jeder einzelne Käse regelmäßig mit Salzwasser abgewaschen werden. In großen Molkereien geschieht das in der Regel durch Eintauchen der Käselaibe in Salzwasserlösungen.

Während des gesamten Reifungsprozesses laufen komplizierte biochemische Umsetzungsprozesse ab. Dabei werden Fett und Eiweiße umgebaut. Konsistenz und Aussehen verändern sich, gleichzeitig entsteht der käsetypische Geschmack und Geruch. Entsprechend der EU-Käseverordnungen unterscheiden wir sechs Gruppen von Käse. Demnach gibt es den Frischkäse, Sauermilchkäse, Weichkäse, halbfesten Schnittkäse, Schnittkäse und Hartkäse. Alle diese Käsesorten können - ernährungsphysiologisch gesehen - als wertvolle Nahrungsmittel angesehen werden. Mit Recht ist Käse deshalb bei vielen Menschen als Brotaufstrich beliebter als Wurst und Schinken. Käseeiweiß enthält viele lebensnotwendige Aminosäuren mit einem hohen biologischen Wert.

Dadurch, dass bei der Herstellung von Käse der Milch die Molke entzogen wurde und viele na-

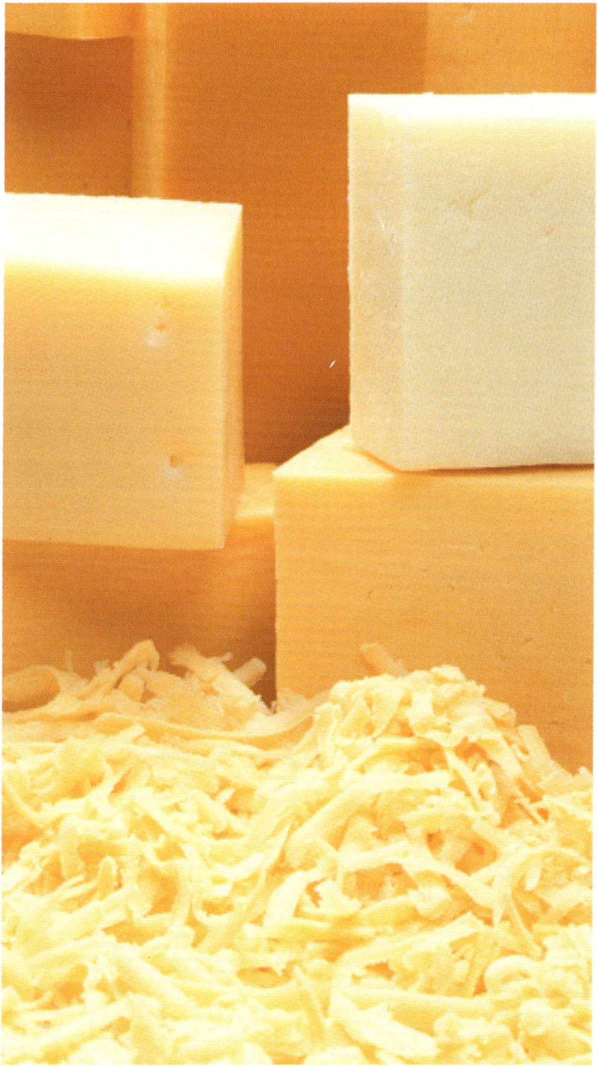

türliche Umbauprozesse stattgefunden haben, sind viele Grundbestandteile der Milch im Käse in höherer Konzentration enthalten als in der Milch selbst. Das trifft vor allem auf die Mineralstoffe zu. Es sind vor allem Kalzium, Phosphor, Kalium, Magnesium und Eisen. Von den Vitaminen sind im Käse besonders die Vitamine der Gruppe A und deren Vorstufe, das Karotin. Wir finden im Käse aber auch die Vitamine B1 und B2. Käse enthält zudem viel Eiweiß, aber auch - je nach Sorte - von 2 % bis zu über 80 % Fett, bezogen auf die Trockenmasse.

Kondensmilch

Kondensmilch ist eingedickte Milch, der das in der Milch enthaltene Wasser teilweise entzogen wurde. Das geschieht durch Kondensieren in einem Vakuumapparat bei 50° bis 80° C durch Verdampfen, nachdem die Milch keimfrei gemacht und homogenisiert wurde. Die Trockenmasse der Kondensmilch liegt bei 25 % bis 35 %. Chemische Zusätze verhindern die Gerinnung des Milcheiweißes während der späteren Lagerung. Das Verfahren der Kondensierung wurde vor rund 120 Jahren in Amerika entwickelt. Die Absicht war, durch Zugabe von Wasser wieder Milch zu gewinnen. Was bei den Reisen durch die Weiten Amerikas einst Sinn machte, ist jedoch im täglichen Gebrauch ziemlich widersinnig! Leider verwenden heute viele lieber Kondensmilch als natürliche Vollmilch oder Sahne für ihren Kaffee.

Probiotische Milchprodukte

Von Milcherzeugnissen mit probiotischen Milchsäurebakterien ist in der letzten Zeit immer mehr die Rede. Probiotisch heißt eigentlich „für das Leben". Das klingt gut. Die Frage ist, ob die gesundheitsfördernden Eigenschaften dieser Lebensmittel tatsächlich so sind, wie es die Werbung verspricht. Daran ist, denke ich, im momentanen Stadium der Entwicklung zu zweifeln. Viele dieser Lebensmittel gelten schon heute als sog. „Medizinalnahrung". Sie werden in Verbindung gebracht mit Begriffen wie „Health Food", „Medical Food", „Functional Food", „Pharma Food" oder „Wellness Food". Alles Begriffe, die in der Werbung in den letzten Jahren immer mehr verwendet werden.

In der Tiermast gelten probiotische Futtermittel schon seit langem als Leistungsförderer, mit denen sich besondere Masterfolge erzielen lassen. Damit werden die durch Schnellmast gestressten Tiere bis zum Ende der Mastzeit fit gehalten.

In der menschlichen Ernährung sollen probiotische Lebensmittel aber nicht nur die Gesundheit des Menschen positiv beeinflussen, sondern auch Krankheiten verhüten, indem sie die Abwehrkräfte stärken und zur allgemeinen Steigerung des Wohlbefindens beitragen. Hergestellt werden probiotische Lebensmittel mit ausgewählten lebenden Mikroorganismen. Eine ganze Reihe solcher Mikroorganismen wurden gerade unter den Milchsäurebakterien gefunden und selektiert, um sie bei der Erzeugung probiotischer Lebensmittel einzusetzen.

Als probiotische Milcherzeugnisse sind heute neben Yoghurt und verschiedenen Milchgetränken auch Quark, Käse und Babynahrung mit steigender Tendenz im Angebot. Allerdings wird über den Wert probiotischer Lebensmittel unter den Experten noch heftig gestritten. Selbst die Wissenschaftler sind sich nicht einig.

Indes scheinen sich gewisse Erfolge abzuzeichnen. Z. B. gibt es Menschen - in der Bundesrepublik Deutschland sind es etwa 15 - 20 % der Bevölkerung - die keine Milch oder aus Milch hergestellte Produkte vertragen. Wir sprechen in diesem Fall von einer Laktose-Unverträglichkeit. Dabei ist der Körper nicht in der Lage, den Milchzucker, die Laktose, zu spalten, weil ihm das dazu nötige Enzym, die Laktase, fehlt. Wegen der nicht ausreichenden Laktaseaktivität wandert die Laktose in die tieferen Darmbereiche und wird dort von Bakterien abgebaut. Dabei entstehen jedoch Abbauprodukte, die Blähungen, Durchfall und schmerzhafte Unterleibskrämpfe verursachen.

Wie neueste Berichte belegen, kann solchen Menschen vielfach geholfen werden, wenn sie probiotische Milchprodukte zu sich nehmen, deren Bakterienflora speziell auf ihr Problem zugeschnitten ist. Das jedoch sind Ausnahmen. Denn normalerweise produzieren Menschen, vor allem wenn sie als Babies gestillt wurden und auch später noch regelmäßig Milcherzeugnisse verzehrt haben, genügend Laktase, so dass dieses Problem nicht auftritt. Wenn aber jemand über eine längere Zeit keine Milchprodukte zu sich genommen hat, kann es passieren, dass der Körper die Produktion des Enzyms Laktase einstellt. In diesem Fall können tatsächlich Probleme mit der Verdauung von Milchprodukten entstehen.

Weitere Erfolge probiotischer Milchprodukte scheinen sich bei Menschen abzuzeichnen, die an einer sehr sensiblen Verdauung und öfters an Durchfallerkrankungen leiden. Sowohl die Häufigkeit als auch die Dauer dieser Erkrankungen konnten durch probiotische Milcherzeugnisse stark verringert werden. Außerdem konnte man nachweisen, dass krebsfördernde Enzyme im

Dickdarm dadurch stark reduziert wurden und dass das Immunsystem bei entsprechenden Testpersonen gestärkt werden konnte. Diese und andere Beispiele machen deutlich, wie Nahrung und Medikamente oft fließend ineinander übergehen.

Probiotische Nahrungsmittel sollen auch geeignet sein, den Cholesterinspiegel im Blut zu senken, verschiedene Allergien zu bekämpfen und eine gesunde Darmflora aufzubauen. Daran arbeitet die Forschung im Moment noch. Inwieweit sich langfristiger Erfolg ohne negative Nebenwirkungen einstellen wird, bleibt abzuwarten. Grundsätzlich kann dazu nur gesagt werden, dass das Thema sicher nicht einfach ist. Vor allem wenn man bedenkt, dass jeder Mensch seine individuell zusammengesetzte Darmflora besitzt, die aus 400 bis 500 verschiedenen Bakterienkulturen besteht und eine eingespielte Einheit darstellt.

Als natürliche Heilmittel sind probiotische Lebensmittel sicher schon heute zu empfehlen. Sie jedoch als Nahrung zu propagieren, halte ich persönlich für bedenklich. Da scheint mir der einfachere und sinnvollere Weg allemal der einer gesunden Lebensführung zu sein, zu der eine natürliche Ernährung aus dem reichhaltigen Angebot der Schöpfung gehört. Es gibt allerdings Menschen, insbesondere Kleinkinder, die keine Kuhmilch vertragen. Oft reagieren sie darauf mit Rötungen der Haut, Durchfall oder Erbrechen. Ursache dafür ist oft der dreimal höhere Eiweißgehalt der Kuhmilch gegenüber der Muttermilch. Zu große und zu viele Moleküle passieren die Darmschleimhaut des Babys und gelangen direkt in den Blutkreislauf, worauf der Körper sich mit allergischen Reaktionen wehrt. Manchmal kann diesen Kindern geholfen werden, wenn man ihnen an Stelle der Kuhmilch etwas Stutenmilch gibt. Sie kommt den Inhaltsstoffen der Muttermilch sehr nahe.

Milch-Kalzium-Osteoporose

Rund sechs bis acht Millionen Deutsche leiden gegenwärtig an Osteoporose. Wenn diese Entwicklung so weitergeht, rechnet man damit, dass sich die Zahl bis zum Jahr 2050 noch einmal verdoppelt. Frauen sind davon häufiger betroffen als Männer. Das hängt mit dem starken Rückgang der körpereigenen Östrogenproduktion zusammen, der bei Frauen durch die Wechseljahre eingeleitet wird. In den Wechseljahren stellt der Körper die Funktion der Eierstöcke nach und nach ein, was oft mit einem Abbau von Kalzium aus den Knochen einhergeht. Dieses Kalzium gelangt zunächst in das Blut und wird über den Urin ausgeschieden. Um den sinkenden Kalziumgehalt im

Blut wieder auszugleichen, reagiert der Körper, indem er erneut Kalzium aus der Knochenmasse abzieht.

Wie schnell dieser Prozess abläuft, hängt von der Veranlagung und von der Reserve in den Knochen der betroffenen Personen ab. Tatsache ist, dass die Knochen der an Osteoporose leidenden Menschen schwach und brüchig werden, was sehr oft dazu führt, dass Gehen oder Stehen, ja nahezu jede Bewegung mit Schmerzen verbunden ist. Je nach erblicher Veranlagung kann diese Krankheit sogar zur Krümmung des Rückgrates führen, wie auch zu einer Abnahme der Körperlänge von bis zu vier Zentimetern. Durch entsprechende Messungen der Knochendichte lässt sich der Grad der Krankheit genau bestimmen.

Die beste Vorbeugungsmaßnahme gegen diese Krankheit ist eine natürliche Ernährung. Die allerdings sollte schon beim Kleinkind beginnen. Wegen des hohen Kalziumgehaltes spielen Milch und Milchprodukte hier eine ganz entscheidende Rolle. So braucht ein Kind etwa 880 mg Kalzium täglich, damit sich seine Knochen optimal entwickeln. Diese Menge ist in etwa 0,7 Liter Frischmilch enthalten. Trinkt ein Kind diese Milch nicht, müsste es 10 kg Bananen oder 9 kg Rindfleisch essen, um auf die gleiche Menge Kalzium zu kommen. Deshalb sollte frische Milch grundsätzlich den kalorienreichen aber nährstoffarmen, industriell hergestellten Getränken vorgezogen werden.

Eine weitere Vorbeugung gegen Osteoporose ist regelmäßige Bewegung an der frischen Luft. Gartenarbeit, Wandern, Radfahren, Schwimmen, wie allgemeine körperliche Bewegung fördern nämlich den Stoffwechsel der Knochen und hemmen somit den Knochenabbau. Bewegung bedeutet - wegen der besseren Durchblutung - Nahrung für die Knochen. Sehr wichtig ist auch der weitgehende Verzicht auf Kaffee und insbesondere Zigaretten.

Sehr hilfreich im Kampf gegen Osteoporose ist eine natürliche Ernährung mit viel Vitamin D und Kalzium. Die dafür empfohlene Tagesdosis an Kalzium liegt bei 1000 mg. Diese Menge ist etwa in einem Glas Milch plus zwei Scheiben Käse und einem Yoghurt enthalten.

Der Vollständigkeit halber muss noch erwähnt werden, dass es auch Ernährungsexperten gibt, die gar nichts von Milch und Milchprodukten halten. Milch, sagen sie, sei besser, wenn man sie den Kälbern füttere und nicht als Nahrungsmittel für den Menschen gebrauche. Dabei verweisen sie auf die Unterschiede der Mikroorganismen und Inhaltsstoffe der Kuhmilch gegenüber der Muttermilch. Die Kälber verdoppeln ihr Geburtsgewicht in etwa 50 Tagen, während der Mensch dazu 180 Tage benötigt. Dieser Vergleich allerdings ist an den Haaren herbeigezogen. Kälber verbrauchen nämlich täglich 6 - 12 Liter, während ein Säugling nur einige hundert Gramm Milch trinkt.

Milchgegner argumentieren auch damit, dass bei unserem starken Verzehr von tierischen Eiweissen, besonders von Milcheiweißen, das meiste aufgenommene Kalzium wieder mit dem Urin ausgeschieden wird. Manche behaupten sogar, Molkereiprodukte würden Allergien und eventuell sogar Prostatakrebs fördern. In einem ihrer Hauptargumente verweisen sie auf Asiaten und Afrikaner, die fast keine Milchprodukte kennen, deswegen aber trotzdem keine weichen Knochen bekämen. Dieses Argument lässt sich jedoch nicht halten. Denn der Grund, dass die Knochen bei Afrikanern und Asiaten nicht weich werden, ist der, dass sie durch die starke Sonneneinstrahlung viel Vitamin D in der Haut bilden. Damit schließen sie das Kalzium im Blattgemüse besser auf. Außerdem essen Afrikaner und Asiaten grundsätzlich viel mehr Gemüse als wir. Europäer bilden aufgrund der geringeren Sonneneinstrahlung weniger Vitamin D und essen weniger Blattgemüse. Deshalb ist für uns Milch eine gute und wichtige Kalziumquelle. Sie wird auch in der Heiligen Schrift an mehreren Stellen sehr positiv erwähnt, wie z. B im Buch der Sprüche, Kap. 27, Vers 27, wo es heißt: „ ... und genug Ziegenmilch ist da zu deiner Nahrung, zur Nahrung deines Hauses, und Lebensunterhalt für deine Mägde."

Milch und Fleisch

Milch- und Fleischprodukte sollten nie gemeinsam in einer Mahlzeit zusammen gegessen werden. Das ist ein großer Fehler, geschieht jedoch heute vielfach. Orthodoxe Juden leben uns seit Jahrhunderten vor, wie man es besser macht. Ihr koscheres Essen beruht im Wesentlichen auf dem Grundsatz, dass Milch und Fleisch nicht zusammen gegessen werden dürfen. Dabei berufen sie sich auf das 2. Buch Mose, Kap. 23, Vers 19 wie auch Kap. 34, Vers 26, wo es heißt: „Du sollst das Böcklein nicht in der Milch seiner Mutter kochen." Weil ein orthodoxer Jude tut, was Gott sagt, ohne zu fragen, warum, entstand daraus die typisch jüdische Speisevorschrift des koscheren Essens, die inzwischen auf eine lange Tradition zurück geht. Dabei geht ein Jude so weit, dass er in ein Gefäß, in dem einmal Milch war - auch nach sauberem Ausspülen - niemals wieder Fleisch gibt.

Wie immer wir diese jüdische Gepflogenheit sehen mögen, Tatsache ist jedenfalls, dass sie sich auf ein Bibelwort bezieht, das einen ganz aktuellen und praktischen Hinweis für unsere tägliche Ernährung gibt. Auch wir täten gut daran, es zu befolgen. Längst haben uns Fachleute bestätigt, dass es nicht gut ist, Milch und Fleisch in einer Mahlzeit zu essen. Auch wer von seinem Arzt ein Eisenpräparat gegen Eisenmangel verschrieben bekommt, sollte dazu nie Milch trinken.

Wie wir heute wissen, nehmen wir viele wichtige Mineralstoffe und Spurenelemente - vor allem Eisen - durch den Verzehr von Fleisch zu uns. Wenn wir aber in der gleichen Mahlzeit auch Milchprodukte essen, blockiert das Milcheiweiß mit dem Kalzium die Eisenaufnahme in unserem Blutkreislauf. Wer sich also wundert, warum heute - trotz des hohen Fleischverzehrs - fast jeder dritte Mensch an Eisenmangel leidet; hier liegt einer der Gründe.

Leider haben wir viele falsche Essgewohnheiten in unserer Kultur. Schon zum Frühstück gibt es Sahne zum Kaffee, dazu Wurst und Käse auf dem Brot. Den Rinderbraten essen wir mit Salat, der mit saurer Sahne angemacht ist. Zur Gemüsesuppe mit Fleischeinlagen wird anschließend eine Nachspeise serviert, die aus Schokoladenpudding mit Sahne besteht. Ganz zu schweigen von den vielen Pizzas und all den anderen mit Käse überbackenen Gerichten. Auch hier finden wir Wurst, Schinken oder Fleisch mit Käse überbacken.

So ließen sich noch viele Beispiele nennen, wo Milch zusammen mit Fleisch gegessen wird. Alles Essgewohnheiten, die falsch sind. Früher war man froh, wenn man sich an einem Tag Fleisch und an einem anderen eines der Milchprodukte leisten konnte. Heute muss es zu jeder Mahlzeit beides gleichzeitig sein. Genau das ist falsch. Wundern wir uns deshalb nicht, wenn wir mit immer neuen gesundheitlichen Problemen zu kämpfen haben, solange wir diese falschen Essgewohnheiten nicht ändern.

Dabei wäre die Umstellung auf eine sinnvolle Ernährung so einfach. Wenn wir mittags ein Stück Fleisch essen, warum nicht den grünen Salat mit Essig, Zitrone oder anderen Fruchtsäuren anrühren? Diese Fruchtsäuren helfen, Eisen und andere Mineralstoffe zu erschließen und bewirken so das genaue Gegenteil. Durch sie werden Eisen und andere Mineralstoffe sogar besonders gut von unserem Körper aufgenommen.

Gemüse und Früchte enthalten von Natur aus Säuren, die uns bei der Erschließung verschiedener Mineralien helfen. Warum also die Aufnahme so lebenswichtiger Stoffe in fast jeder Mahlzeit durch Milcheiweiß blockieren? Warum nicht Eiscreme oder Pudding mit Sahne an den Tagen, wo es kein Fleisch gibt?

Butter und Wurst auf der Scheibe Brot dagegen passen zusammen, weil es sich bei der Butter nicht um das Milcheiweiß handelt, sondern um das Milchfett. Auf dieses Wurstbrot aber noch eine Scheibe Käse zu packen, ist falsch. Denn genau das würde die Aufnahme der Mineralstoffe und Spurenelemente wiederum blockieren.

Wer mittags Fleisch gegessen hat, kann sich abends natürlich wieder an Milchprodukten erfreuen. Schließlich ist der Verdauungsvorgang nach drei bis vier Stunden soweit abgeschlossen, dass das Milcheiweiß keinen Einfluss mehr auf den nächsten Verdauungsvorgang hat.

An diesem kleinen Beispiel erkennen wir einmal mehr, wie gut es Gott mit uns meint. Er möchte nicht, dass wir an Eisenmangel leiden. Deshalb gibt er uns den Hinweis, Fleisch nicht in Milch zu kochen bzw. zusammen mit Milch zu essen. Mag die zugrundeliegende Stelle in der Bibel dem Menschen von heute auch ein wenig ungewohnt anmuten, die Menschen vor Tausenden von Jahren verstanden sie. Wer sich daran hielt, hatte seinen Gewinn davon. Das gilt auch heute noch.

Gottes Wort wurde für alle Zeiten und für alle Menschen geschrieben. Was wussten die Menschen von damals schon von Mineralstoffen, Spurenelementen oder Eisenmangel? Gott allein wusste, wie wichtig Eisen zur Erhaltung unserer Gesundheit ist. Wenn es auch nur allerkleinste Mengen sind, und das heißt nur wenige Tausendstel Gramm, die wir täglich benötigen; Gott, von dem es im Lukasevangelium, Kap. 12, Vers 7, heißt, dass er selbst die Haare unseres Hauptes alle gezählt hat, kümmert sich selbst um diese allerkleinsten Dinge unseres Lebens. Er weiß, wie sehr selbst solche kleinen Dinge - falsch angewandt – krankmachende Auswirkungen haben können. Der Satz, wonach Unkenntnis die Quelle vieler Leiden ist, hat auch heute noch seine Gültigkeit.

Milchsnacks

Frische Milch und daraus hergestellte Produkte sind wertvoll und im Haushalt nicht wegzudenken. Doch nicht alles ist Gold, was glänzt. Wer das Pausenbrot durch Milchsnacks ersetzt - wie das vor allem bei berufstätigen Müttern häufig der Fall ist - der wird früher oder später erkennen, dass die Werbung sehr oft nicht hält, was sie verspricht. Milchsnacks enthalten nämlich kaum

Milch, dafür aber viel Zucker und Fett. Riegel, die dazu untersucht wurden, enthielten im Vergleich zu einem Glas Milch nur 39 % Kalzium, dafür aber 261 % Fett.

Ein Jugendlicher müsste also, um seinen Bedarf an Kalzium zu decken, täglich 28 solcher Riegel essen. Dabei würde er aber 3600 kcal zu sich nehmen. Oft bestehen Milchriegel bis zu 35 % aus Zucker, während der in der Werbung hervorgehobene Anteil an Getreide, Milch, Butter und Eiern nur gering ist. Hinzu kommt, dass die in dem Milchriegel verarbeitete Trockenmilch nicht mit der wertvollen frischen Milch vergleichbar ist.

Muttermilch

Das beste Milchprodukt, das wir bis heute kennen, ist und bleibt die Muttermilch. Sie ist durch nichts zu ersetzen. Durch das Stillen gibt die Mutter ihrem Säugling nicht nur die benötigte Nahrung für den Leib, sondern auch lebenswichtige Nahrung für die Seele. Sie gibt - so gesehen - etwas von sich selbst, von ihrer Liebe, ihrem Wesen und ihrer Seele. Wir mögen darüber schmunzeln. Stillen ist und bleibt trotzdem etwas ganz Besonderes; und wer könnte es besser als die eigene Mutter, die ihr Kind neun Monate unter ihrem Herzen trug?

Muttermilch ist also weit mehr als nur Nahrung. Durch Stillen werden Leib und Seele des Säuglings im wahrsten Sinne des Wortes „gestillt“. Säuglinge brauchen nämlich nicht nur Nahrung, sondern auch Liebe und Geborgenheit. Dazu gibt es keinen besseren Platz als an der Brust der eigenen Mutter. Hier findet das Kleinkind alles, was es für die körperliche und seelische Entwicklung braucht. Das ist von größter Bedeutung, um später als gesunder und ausgeglichener Mensch mit den Problemen des Lebens fertig zu werden. Im Psalm 22, Vers 10, lesen wir dazu: „Ja, du bist es, (...) der mir Vertrauen einflößte an meiner Mutter Brüsten.“

Je natürlicher diese Mutter-Kind-Beziehung abläuft, umso besser wirkt die Milch der Mutter und desto prächtiger gedeiht in der Regel das Kind. In einer vertrauten Atmosphäre, abseits von aller Öffentlichkeit und Hektik, kann sie ihm Liebe und viel Hautkontakt geben und es stets vollwertig versorgen. Das Kind kann seine Mutter sehen, ihre zarte Haut spüren, sie riechen und ihren vertrauten Pulsschlag wahrnehmen. An den kleinen Drüsen rund um die eigentliche Brustwarze der Mutter kann das Kind seine Mutter sogar „schmecken“. Sehen, fühlen, riechen, hören, schmecken. Mit allen fünf Sinnen kann das Kind seine Mutter erleben. Wer darüber nachdenkt, kommt ins Staunen, wie wunderbar der Schöpfer alles gemacht hat. Man könnte sich's besser für Mutter und Kind gar nicht ausdenken.

Muttermilch ist in ihrer einzigartigen Zusammensetzung eine optimale Nahrung, die sich speziell auf die Bedürfnisse des Babys einstellt und sich sogar veränderten Verhältnissen immer wieder neu anpasst. Sie ist eiweißreich, leicht verdaulich und enthält alle lebenswichtigen Vitalstoffe. Eine wahre Wundermilch also, diese Muttermilch, die immer die Nähr- und Abwehrstoffe bereit hält, die der Säugling gerade braucht.

Besonders die erste Milch, die oft nur zögernd einschießt, enthält eine unwahrscheinliche Menge an Vitaminen, Enzymen, Hormonen und Abwehrstoffen zum Schutz des Säuglings, der in seiner neuen Umgebung mit zahlreichen Keimen und Bakterien fertig werden muss. Deshalb ist Muttermilch gerade für zu früh geborene Kinder besonders wichtig. Denn die Mutter produziert jetzt eine Milch, die genau dem Reifestadium des Frühgeborenen angepasst ist. Mit dieser Milch sind optimale Bedingungen für das Gedeihen des Kindes gegeben. Nach der ersten Milch folgt eine Milch, die etwas mehr Fett und Kohlenhydrate enthält, was wieder genau dem Bedürfnis des

Kindes entspricht. In der Zusammensetzung der Milch sind sogar die teilweise noch unvollständigen Organfunktionen des Kindes mitberücksichtigt. Wie sagt doch Hiob im Kap. 12, Vers 9: „Wer erkennt nicht an all diesem, dass die Hand des Herrn dies gemacht hat?“

Muttermilch bildet eine gesunde und stabile Darmflora aus und trägt ganz entscheidend zum Aufbau des Immunsystems bei. Dieses Immunsystem ist in etwa neun bis zwölf Monaten so weit ausgebildet, dass der heranwachsende Mensch jetzt langsam ohne Muttermilch auskommen kann. Muttermilch ist auch der beste Schutz vor Allergien. Gleichzeitig wird durch das Saugen die richtige Ausformung des Kiefers begünstigt. Sie enthält zudem natürliche Stoffe, die vor vielen Krankheiten, besonders Krebs, einen gewissen vorbeugenden Schutz bieten.

Muttermilch ist deshalb durch keine noch so gut zusammengestellte Babynahrung zu ersetzen. Sie ist keimfrei und in der genau richtigen Temperatur jederzeit verfügbar. Das spart Arbeit, Zeit und Gepäck und macht es für die Mutter wesentlich einfacher, besonders auf Reisen, bei Besuchen oder beim Spazierengehen. Muttermilch ist ein absolut umweltfreundliches Produkt und erspart - wer das einmal nachrechnen möchte - bis zu

1.500 DM pro Kind. Zudem sind Kinder, die mit künstlicher Milch aufgezogen werden, anfälliger für Atemwegserkrankungen, Fettleibigkeit und Bluthochdruck. Auch nehmen sie durch Saugen am Gumminuckel der Plastikflasche oft schädliche Chemikalien zu sich. Schuld daran sind einige Schnuller und Plastikflaschen, die Stoffe abgeben, die im Körper zu krebserregenden Substanzen umgewandelt werden. Ebenso können Gefahren durch hygienisch nicht einwandfreies oder durch Nitrat belastetes Wasser entstehen, während Muttermilch kein Nitrat aufnimmt.

Wir hören heute oft von Schadstoffen in der Muttermilch. Die gibt es tatsächlich. Wir leben in einer Gesellschaft, die durch ihren anspruchsvollen Lebensstil immer mehr Schadstoffe freisetzt. Diese Schadstoffe finden wir auch in einem so ausgezeichneten Naturprodukt wie der Muttermilch wieder. Die Belastung war in den 70er Jahren so hoch, dass sich der damalige Bundesgesundheitsminister in Deutschland dazu veranlasst sah, vor dem Stillen zu warnen. Muttermilch, meinte er, enthalte so viele Schadstoffe, dass vor allem bei langem Stillen die Gesundheit des Kindes ernsthaft gefährdet sei. Dazu veröffentlichte er eine entsprechende Liste, in der all die Schadstoffe angegeben waren, die man in der Muttermilch gefunden hatte.

Diese Chance nutzte die Industrie und machte intensiv Werbung für künstliche Babynahrung. Eine Babynahrung allerdings, die später für den Tod Tausender Babys in aller Welt verantwortlich gemacht wurde.

Woher aber kommen die Schadstoffe in der Muttermilch? Sie kommen zum großen Teil aus den Schornsteinen der Industrie, von Autoabgasen oder von Rückständen spezieller Wirkstoffe, die in der Tier- und Pflanzenproduktion eingesetzt werden. Durch neue strengere Gesetzgebung ist die Belastung der Muttermilch allerdings sehr stark zurückgegangen. Das bestätigen neuere Untersuchungen ganz eindeutig. Muttermilch enthält jedoch auch heute noch Schadstoffe, oft weit mehr als andere Lebensmittel.

Hinzu kommt, dass die Mutter auf einen großen Teil der Schadstoffaufnahme gar keinen Einfluss hat. Schließlich muss sie in einer Welt atmen, essen, trinken und leben, in der täglich Schadstoffe auf ihren Körper einwirken.

Schadstoffe, die sich durch Drogen, Alkohol, Rauchen, zuviel Kaffee oder Medikamente im Körper der Frau ansammeln, könnten allerdings sehr wohl vermieden werden. Das jedoch dürfte nicht erst in der Zeit der Schwangerschaft und der Stillphase geschehen. Auch in den Jahren vorher ist es wichtig, dass jede Frau diese Dinge möglichst meidet. Schadstoffe, die sich im Körper eines jungen Mädchens ansammeln, können nämlich später in der Muttermilch wieder freigesetzt werden.

Wie neueste Untersuchungen zeigen, konnten in 85 % aller Muttermilchproben synthetische Duftstoffe nachgewiesen werden. Leider wissen viel zu wenige, dass die Schadstoffe in der Regel aus den Rückständen kosmetischer Körperpflegemittel, Hautcremes, Parfüms, Sprays oder Desinfektionsmittel und synthetischer Duftstoffe des Haushaltes kommen. Vor allem Moschusverbindungen gelten als gefährlich, da sie krebserregend wirken können, wenn sie über die Haut aufgenommen werden. Sie sind besonders langlebig und reichern sich - wie viele andere Duftstoffe auch - im Fettgewebe an. Aber wer von uns denkt schon daran, dass eine Frau beispielsweise, wenn sie sich die Haare färbt, mehr Schadstoffe über ihre Kopfhaut aufnimmt als über die Nahrung.

Ist unsere Haut oder unser Haar erst einmal in ihrer Natürlichkeit durch Mittel dieser Art zerstört, werden wir geradezu davon abhängig. Daraus entsteht ein Kreislauf, durch den immer wieder chemische Rückstände unnötigerweise in unseren Körper gelangen. Alle Schadstoffe, die nicht

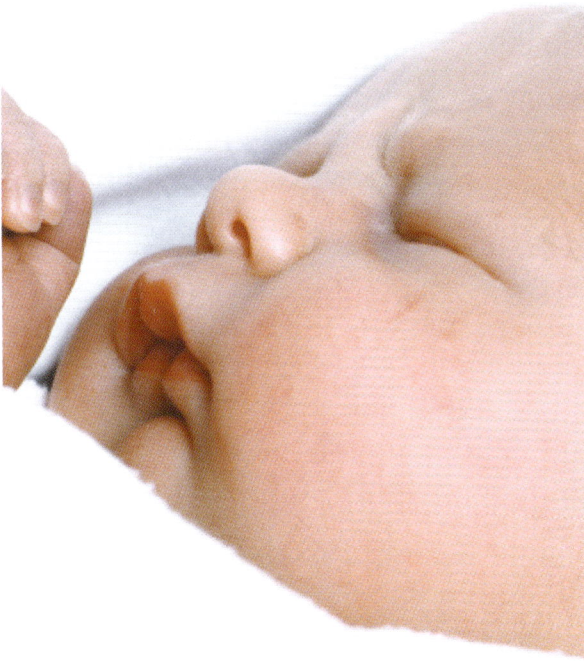

vom Körper ausgeschieden werden können – und dazu zählen vor allem die Schadstoffe aus dem täglichen Gebrauch der vielen kosmetischen Artikel - werden im Fett abgelagert. Später, wenn diese Frau ihr Kind stillt, werden die eingelagerten Schadstoffe dann wieder freigesetzt und über die Muttermilch nach und nach „entsorgt". Jeder kann sich vorstellen, was das für den Säugling bedeutet, dessen zarter Körper jetzt mit diesen Schadstoffen fertig werden muss.

Gewiss möchte keine Mutter ihren Kindern das antun, doch der einzige Weg, um aus diesem unheilvollen Kreislauf auszusteigen, ist der rechtzeitige und weitgehende Verzicht auf all diese chemischen Mittel wie Haarfärbemittel, Sprays, Duftstoffe, Hautcremes, Duschgels und andere chemische Mixturen jeglicher Art. Gleiches gilt auch für die sogenannten „Genussmittel" wie Drogen, Alkohol, Zigaretten oder Kaffee. Es reicht nicht, wenn eine Frau nur in der Zeit ihrer Schwangerschaft darauf verzichtet. Der Verzicht muss bereits im Teenageralter beginnen. Nur so kann die negative Wirkung solcher Schadstoffe im Leben einer Frau ausgeschaltet werden.

Warum Milch?

Wer sich diese Frage stellt, dem können wir darauf antworten: Milch ist

... eines der ältesten Nahrungsmittel, das die Menschheit kennt,

... eines der natürlichsten Nahrungsmittel (siehe Vergleich „Butter – Margarine“!),

... eines der am vielseitigsten verwertbaren Nahrungsmittel (Aus Milch wird Butter, Rahm, Käse, Yoghurt, Kefir u. v. m. hergestellt.),

... eines der am leichtesten bekömmlichen Lebensmittel (z. B. das tierische Fett der Butter!).

Wenn wir an die Muttermilch denken, so ist sie die Nahrung für das heranwachsende Leben schlechthin. Auch wenn wir immer bedenken müssen, dass wir in einer „gefallenen Schöpfung“ leben, wo auch ein so ausgezeichnetes Nahrungsmittel wie die Muttermilch nicht mehr frei von Schadstoffen ist, so bleibt Muttermilch als vollwertige Nahrung doch unerreicht.

Da gestillte Kinder besser mit Schadstoffen fertig werden als Flaschenkinder, lautet auch unsere Empfehlung – nach wie vor - trotz aller Schadstoffe in der Muttermilch, auf jeden Fall: Stillen. Wer als heranwachsende Frau die vermeidbaren

Schadstoffquellen von vornherein vermeidet, handelt klug.

Milch gehört in jedem Fall zu den Grundnahrungsmitteln, auf die wir besonders achten sollten. Wenn uns der Weg einer natürlichen Ernährung - wie die Heilige Schrift ihn uns beschreibt - wichtig geworden ist, ist Milch ein wichtiger Bestandteil dieser Ernährung. Der Weg einer natürlichen Ernährung aber ist nicht nur der von Gott empfohlene Weg, sondern auch der einzig realistische Ausweg aus unserem gegenwärtigen Dilemma in den Fragen der Ernährung. Vor allem diejenigen, denen das Wort vom „Land, in dem Milch und Honig fließen“, wertvoll ist, sollten Gottes vielfältige Wegweisungen dorthin nicht geringschätzen.